T0209123

Deutsch für Pflege und Betreuung

Österreichischer Integrationsfonds
(Hrsg.)

Deutsch für Pflege und Betreuung

Bildwörterbuch mit Basis- und
Fachwortschatz inklusive Audios

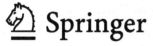
Springer

Hrsg.
Österreichischer Integrationsfonds
Wien, Österreich

ISBN 978-3-662-67819-0   ISBN 978-3-662-67820-6   (eBook)
https://doi.org/10.1007/978-3-662-67820-6

Die Deutsche Nationalbibliothek verzeichnet diese Publikation in der Deutschen Nationalbiblio-
grafie; detaillierte bibliografische Daten sind im Internet über http://dnb.d-nb.de abrufbar.

Coverfoto: © ÖIF/Olha Soldatenko
Layoutgestaltung: Herbert Stadler, Wien

Planung: Renate Eichhorn
Springer ist ein Imprint der eingetragenen Gesellschaft Springer-Verlag GmbH, DE und ist ein Teil
von Springer Nature.
Die Anschrift der Gesellschaft ist: Heidelberger Platz 3, 14197 Berlin, Germany

Das Papier dieses Produkts ist recyclebar.

Autorinnenverzeichnis

Rita Gruber
Fachhochschule St. Pölten GmbH
Campus-Platz 1
3100 St. Pölten
Österreich

Birgit Kofler
Xin Xia
Österreichischer Integrationsfonds
Landstraßer Hauptstraße 26
1030 Wien
Österreich

Vorwort ÖIF

Liebe Leserinnen und Leser,

Deutschkenntnisse sind ein zentraler Schlüssel zur Integration in die Gesellschaft und in den Arbeitsmarkt. Deshalb entwickelt der Österreichische Integrationsfonds (ÖIF) Deutschförderangebote für Berufe, in denen besonderer Bedarf besteht.

Das vorliegende Bildwörterbuch wurde gemeinsam mit der FH St. Pölten und dem Springer Verlag entwickelt und ist eine Ergänzung zum Online-Kurs „Deutsch lernen für die Pflege".

Mit dem Online-Kurs und dem vorliegenden Bildwörterbuch möchte der ÖIF angehende und bereits im Beruf stehende Pflege(fach)assistentinnen und Pflege(fach)assistenten, Personen in Sozialbetreuungsberufen mit Schwerpunkt Altenarbeit, Heimhelferinnen und Heimhelfer, 24-Stunden-Betreuerinnen und 24-Stunden-Betreuer sowie alle an diesen Berufen interessierten Personen beim Spracherwerb unterstützen.

Viel Erfolg beim Lernen wünscht Ihnen
Birgit Kofler
(Österreichischer Integrationsfonds)

Liebe Leserinnen und Leser,

für Pflegekräfte mit Deutsch als Fremd- und Zweitsprache sind oft die vielen medizinischen und pflegerischen Fachbegriffe eine Herausforderung in ihrem Beruf. Mit dem vorliegenden Bildwörterbuch für die Pflege und Betreuung möchten wir allen Lernenden ein praktisches Hilfsmittel zur Verfügung stellen. Es ist vielseitig einsetzbar und ermöglicht Menschen mit unterschiedlichen Erstsprachen wichtige Begriffe aus dem Pflegealltag rasch zu erlernen.

Das Wörterbuch ist auch ein nützlicher Begleiter zum Online-Kurs „Deutsch lernen für die Pflege", der vom Österreichischen Integrationsfonds kostenlos angeboten wird und Lernen von überall aus ermöglicht. Unser Dank geht an den Österreichischen Integrationsfonds für die konstruktive Umsetzung des Projektes und an die beteiligten Studierenden des Studiengangs Gesundheits- und Krankenpflege[PLUS] (Carolin Dögl, Nicole Knierer, Hanna Teufel, Gabriel Trawöger, Josef Steinkellner, Sophie Steiner, Jasmine Stritzl, Anna Unterhuber, Marion Unterweger und Simone Üblackner), die maßgeblich an der Gestaltung dieses Bildwörterbuchs mitgewirkt haben.

Ich wünsche Ihnen alles Gute für Ihr berufliches Weiterkommen in der Pflege,

Petra Ganaus

(Department Gesundheit, FH St. Pölten,
Studiengangsleitung Studiengang Gesundheits- und Krankenpflege[PLUS])

Inhalt

Lernen mit dem Bildwörterbuch

Sehen – Lesen – Hören – Verstehen

In diesem Bildwörterbuch finden Sie in 14 Kapiteln 268 Bilder, Audios, Wörter und Beispielsätze.

Zu jedem Wort gibt es einen **Beispielsatz** und einen **QR-Code**, der Sie zum Audio führt. Im Audio hören Sie das Wort in Singular und Plural sowie den Beispielsatz.

Scannen Sie den QR-Code mit Ihrem Handy oder Tablet.

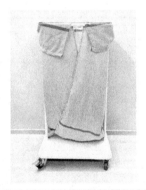

Nach der Morgenrunde muss der Wäschesack gewechselt werden.

der Wäscheabwurf, -abwürfe
auch: der Wäschesack, -säcke

Singular: Hier steht das Wort im Singular mit Artikel,
z. B. *der Beistelltisch*

Plural: Hier gibt es Informationen zum Plural.

- **Plural und Singular sind gleich,**
z. B. Singular: *der Mistkübel*, Plural: *die Mistkübel*

-s **Im Plural hängt man -s an,**
z. B. Singular: *der Venflon*, Plural: *die Venflons*

-e **In der Pluralform hängt man -e an,**
z. B. Singular: *das Betttrapez*, Plural: *die Betttrapeze*

-er **In der Pluralform hängt man -er an,**
z. B. Singular: *das Rutschbrett*, Plural: *die Rutschbretter*

-n **In der Pluralform hängt man -n an,**
z. B. Singular: *die Salbe*, Plural: *die Salben*

-en **In der Pluralform hängt man -en an,**
z. B. Singular: *die Natriumchloridlösung, die Natriumchloridlösungen*

- ... **In der Pluralform wird ein Umlaut gebildet,**
z. B. Singular: *der Gehstock*, Plural: *die Gehstöcke*

Pl. Es gibt nur den Plural, z. B. *die homöopathischen Globuli Pl.*

auch/oder **Man kann auch dieses Wort verwenden,**
z. B. Venflon, *auch: die Venenverweilkanüle.*
Dieses Wort verwendet man öfter, z. B. *der Wäscheabwurf, -abwürfe,*
auch: der Wäschesack, -säcke

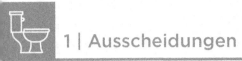

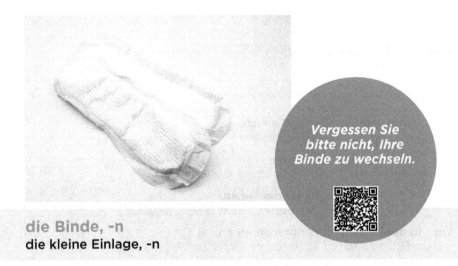

Vergessen Sie bitte nicht, Ihre Binde zu wechseln.

die kleine Einlage, -n

Hat das Darmrohr den richtigen Durchmesser?

das Darmrohr, -e

© Österreichischer Integrationsfonds 2023
Österreichischer Integrationsfonds (Hrsg.), *Deutsch für Pflege und Betreuung*, https://doi.org/10.1007/978-3-662-67820-6_1

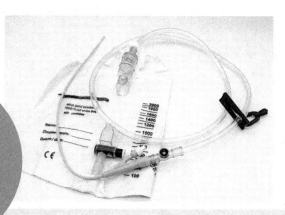

Der Dauerkatheter muss gewechselt werden.

der Dauerkatheter, -
der Katheter, -

Sie hatten nach der Operation noch keinen Spontanharn. Ich werde daher einen Einmalkatheter setzen.

der Einmalkatheter, -

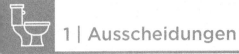

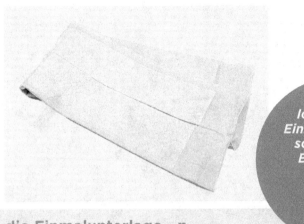

Ich habe die Einmalunterlage schon auf Ihr Bett gelegt.

die Einmalunterlage, -n

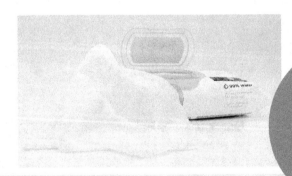

Sie können gerne eines der Feuchttücher verwenden.

das Feuchttuch, -tücher

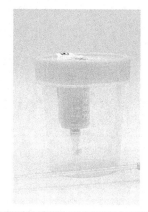

Bitte sammeln Sie den Harn in diesem Harnbecher.

der Harnbecher, -

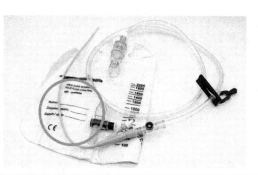

Den Harnbeutel leeren wir jeden Morgen aus.

der Harnbeutel, -

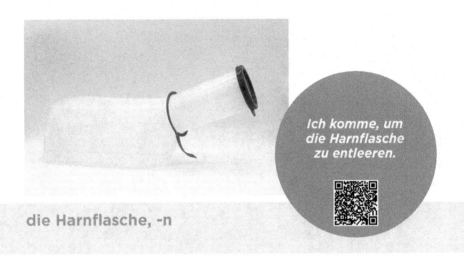

Ich komme, um die Harnflasche zu entleeren.

die Harnflasche, -n

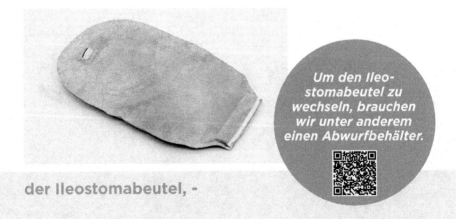

Um den Ileo-stomabeutel zu wechseln, brauchen wir unter anderem einen Abwurfbehälter.

der Ileostomabeutel, -

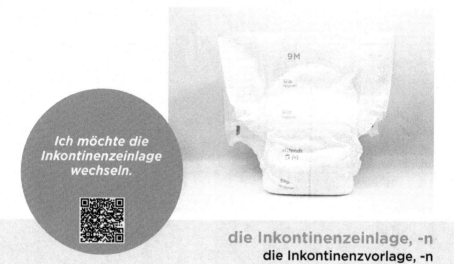

Ich möchte die Inkontinenzeinlage wechseln.

die Inkontinenzeinlage, -n
die Inkontinenzvorlage, -n

Ich werde Ihnen jetzt das Klistier verabreichen.

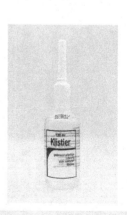

das Klistier, -e

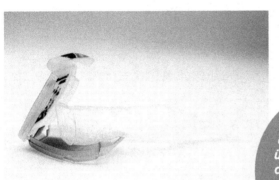

Ich ziehe jetzt das Kondomurinal über den Penis und drücke es leicht an.

das Kondomurinal, -e

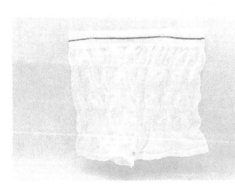

Durch die Netzhose verrutscht die Inkontinenzeinlage nicht.

die Netzhose, -n

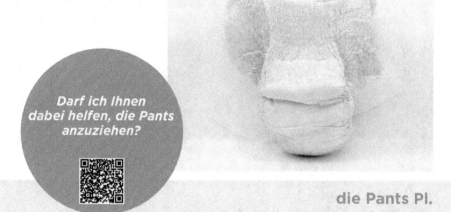

Darf ich Ihnen dabei helfen, die Pants anzuziehen?

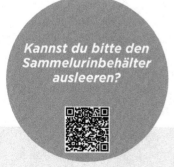

die Pants Pl.

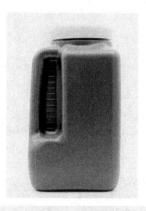

Kannst du bitte den Sammelurinbehälter ausleeren?

der Sammelurinbehälter, -

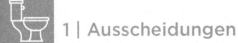

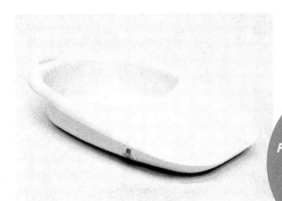

Kannst du bitte Frau Mayer das Steckbecken geben?

das Steckbecken, -
die Leibschüssel, -n, die Bettpfanne, -n

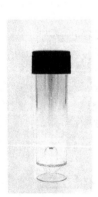

Kannst du bitte noch die Patientenetikette auf das Stuhlröhrchen kleben?

das Stuhlröhrchen, -

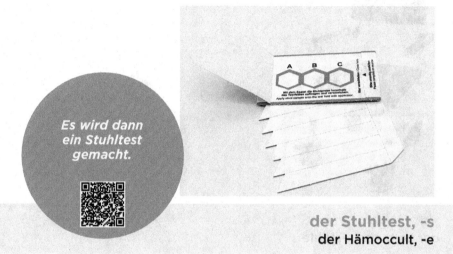

Es wird dann ein Stuhltest gemacht.

der Stuhltest, -s
der Hämoccult, -e

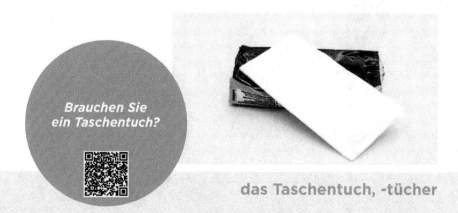

Brauchen Sie ein Taschentuch?

das Taschentuch, -tücher

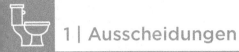
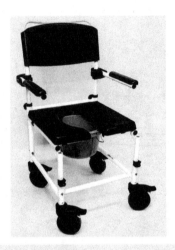

Soll ich Ihnen den Toilettenstuhl direkt neben das Bett hinstellen?

der Toilettenstuhl, -stühle
der Leibstuhl, -stühle

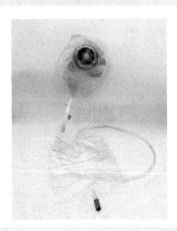

Können Sie den Urostomabeutel selbstständig wechseln oder brauchen Sie meine Hilfe?

der Urostomabeutel, -

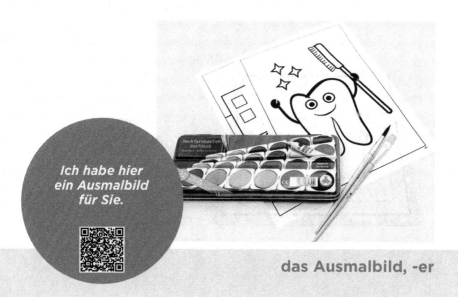

Ich habe hier ein Ausmalbild für Sie.

das Ausmalbild, -er

Der Bilderrahmen sollte abgestaubt werden.

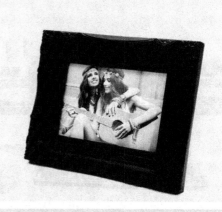

der Bilderrahmen, -

© Österreichischer Integrationsfonds 2023
Österreichischer Integrationsfonds (Hrsg.), *Deutsch für Pflege und Betreuung*, https://doi.org/10.1007/978-3-662-67820-6_2

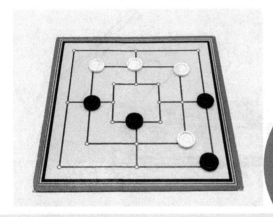

das Brettspiel, -e

Möchten Sie ein Brettspiel mit mir spielen?

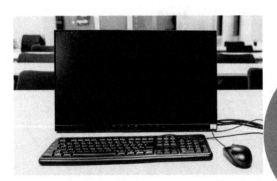

der Computer, -
der PC, -s

Die Daten sind alle am Computer abgespeichert.

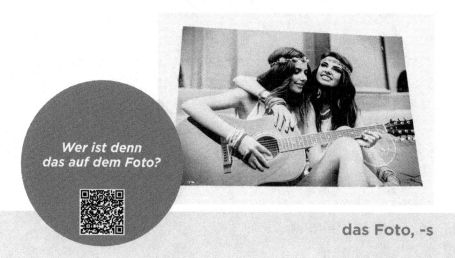

Wer ist denn das auf dem Foto?

das Foto, -s

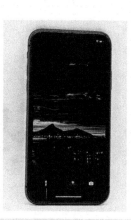

Ihr Handy läutet.

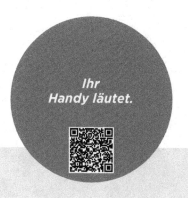

das Handy, -s

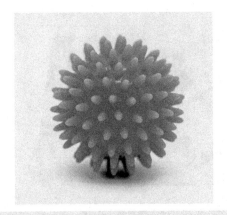

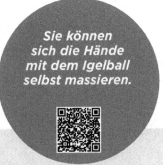

Sie können sich die Hände mit dem Igelball selbst massieren.

der Igelball, -bälle

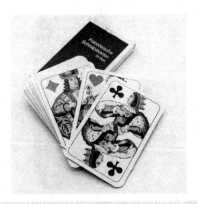

Möchten Sie mit mir Karten spielen?

das Kartenspiel, -e

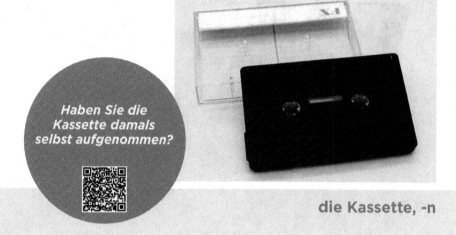

Haben Sie die Kassette damals selbst aufgenommen?

die Kassette, -n

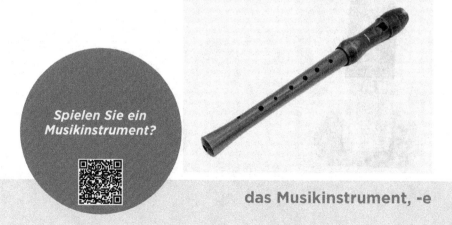

Spielen Sie ein Musikinstrument?

das Musikinstrument, -e

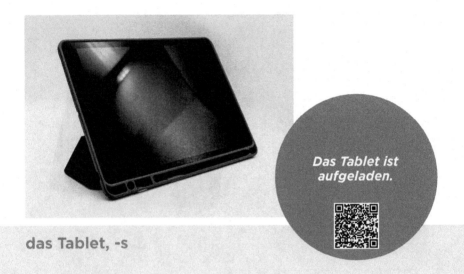

Das Tablet ist aufgeladen.

das Tablet, -s

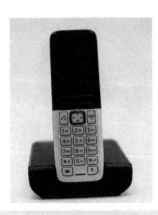

Ihr Telefon läutet. Soll ich abheben?

das Telefon, -e

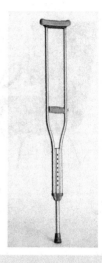

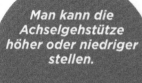

Man kann die Achselgehstütze höher oder niedriger stellen.

die Achselgehstütze, -n

Möchten Sie die Antirutschsocken anziehen?

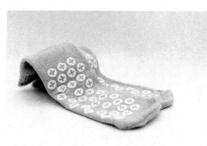

die Antirutschsocke, -n

© Österreichischer Integrationsfonds 2023
Österreichischer Integrationsfonds (Hrsg.), *Deutsch für Pflege und Betreuung*, https://doi.org/10.1007/978-3-662-67820-6_3

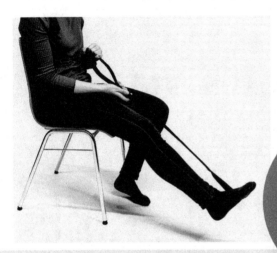

**Mit dem Beinhebe-
gurt schaffen Sie es
bestimmt alleine.**

der Beinhebegurt, -e

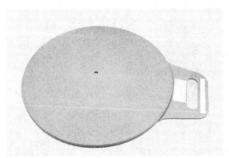

**Bitte stellen Sie
Ihre Füße auf
die Drehscheibe.**

die Drehscheibe, -n

Die Patientin wird mit der Extremitätenfixierung im Bett fixiert.

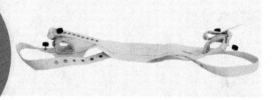

die Extremitätenfixierung, -en
die Fixierung, -en

Heute üben wir das Gehen mit dem Gehbock.

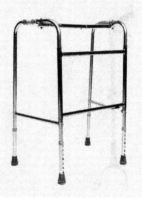

der Gehbock, -böcke,
oder: das Gehgestell, -e

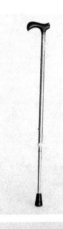

Können Sie mit dem Gehstock alleine gehen?

der Gehstock, -stöcke

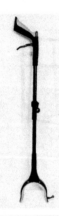

Mit der Greifhilfe können Sie Gegenstände vom Boden aufheben.

die Greifhilfe, -n

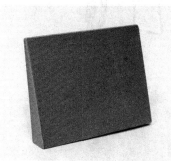

Möchten Sie sich auf das Keilkissen setzen?

das Keilkissen, -

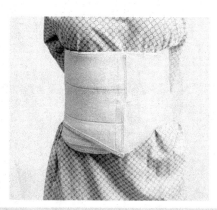

Soll ich Ihnen beim Anziehen des Mieders helfen?

das Mieder, -

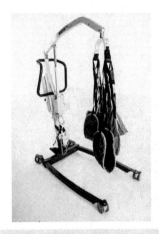

Wir verwenden einen Patientenlifter, um den Patienten aus dem Bett zu mobilisieren.

der Patientenlifter, -
der Personenlifter, -

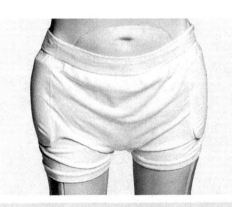

Falls Sie wieder stürzen, kann Sie die Protectorhose vor einer Schenkelhalsfraktur schützen.

die Protectorhose, -n

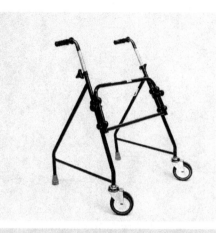

*Vorsicht!
Der Rollator ist noch
nicht eingebremst!*

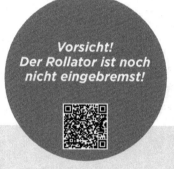

der Rollator, -en

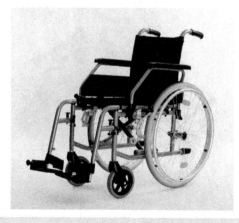

*Soll ich Sie mit
dem Rollstuhl
fahren?*

der Rollstuhl, -stühle

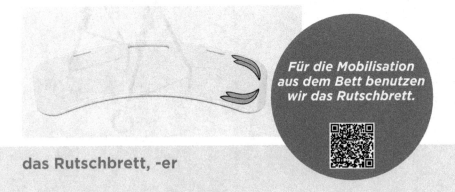

Für die Mobilisation aus dem Bett benutzen wir das Rutschbrett.

das Rutschbrett, -er

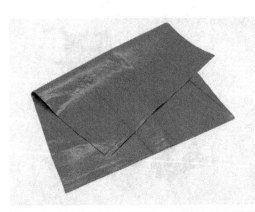

Bitte stellen Sie Ihre Füße zuerst auf die rutschfeste Unterlage und stehen Sie dann auf.

die rutschfeste Unterlage, -n

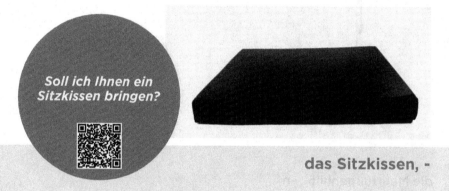

Soll ich Ihnen ein Sitzkissen bringen?

das Sitzkissen, -

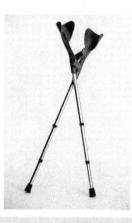

Die Unterarmgeh-stütze entlastet Ihr verletztes Bein.

die Unterarmgehstütze, -n
die Krücke, -n

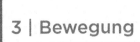

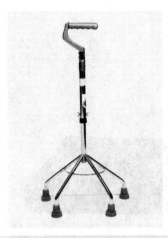

*Mit der Vierfuß-
gehhilfe können Sie
besser stehen.*

die Vierfußgehhilfe, -n
die Mehrfußgehhilfe, -n

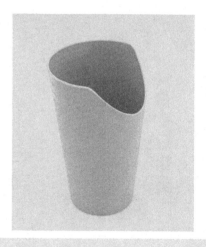

Der Becher mit dem Nasenausschnitt hilft Ihrer Mutter beim Trinken. Sie muss dann ihren Hals nicht überstrecken.

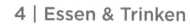

der Becher, - mit Nasenausschnitt
auch: der Nosy-Becher, -

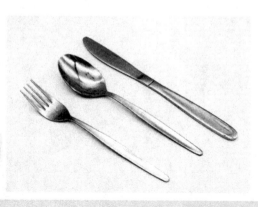

Ich habe das Gefühl, dass Sie sich mit dem Besteck etwas schwertun.

das Besteck, -e

© Österreichischer Integrationsfonds 2023
Österreichischer Integrationsfonds (Hrsg.), *Deutsch für Pflege und Betreuung*, https://doi.org/10.1007/978-3-662-67820-6_4

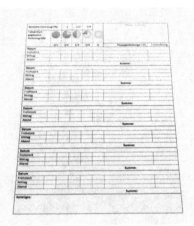

Wir sollten bei Herrn Mayer ein Ess- und Trinkprotokoll führen.

das Ess- und Trinkprotokoll, -e

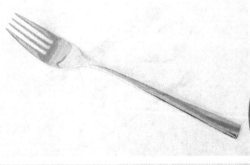

Möchten Sie mit dem Löffel oder mit der Gabel essen?

die Gabel, -n

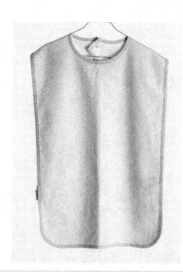

Möchten Sie den Kleidungsschutz vor dem Essen anlegen?

der Kleidungsschutz

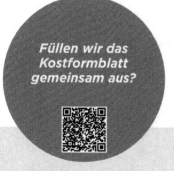

Füllen wir das Kostformblatt gemeinsam aus?

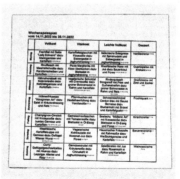

das Kostformblatt, -blätter

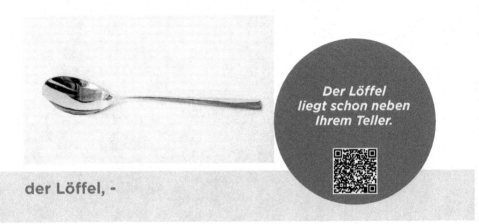

Der Löffel liegt schon neben Ihrem Teller.

der Löffel, -

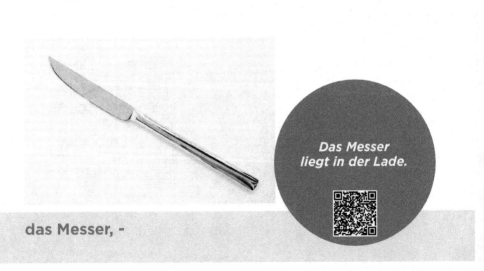

Das Messer liegt in der Lade.

das Messer, -

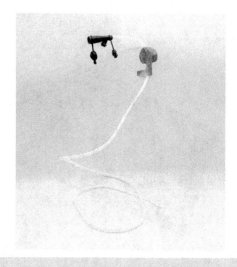

Der Arzt hat angeordnet, dass eine Magensonde gelegt werden soll.

die nasogastrale Magensonde, -n
die Sonde, -n

Sie müssen für die Blutabnahme morgen früh nüchtern sein. Ich hänge das Nüchternschild an Ihrem Bett auf.

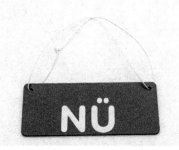

das Nüchternschild, -er

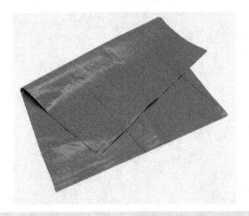

Mit der rutsch-
festen Unterlage
fällt Ihnen das
Schneiden leichter.

die rutschfeste Unterlage, -n

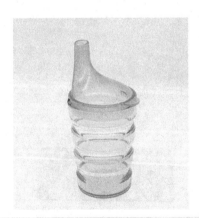

Mit dem
Schnabelbecher fällt
Ihnen das Trinken
vielleicht leichter.

der Schnabelbecher, -

Der Salat ist in der Schüssel.

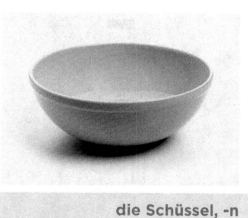

die Schüssel, -n

Möchten Sie sich eine Serviette auf den Schoß legen?

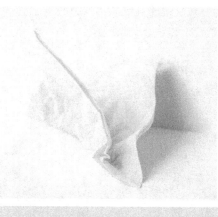

die Serviette, -n

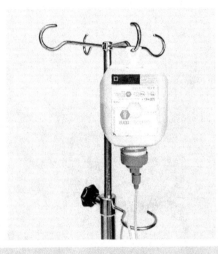

die Sondennahrung, -en

Ich hänge die Sondennahrung an.

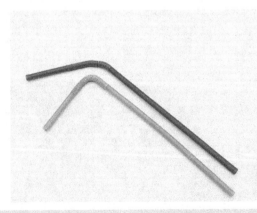

der Strohhalm, -e

Möchten Sie den Saft mit dem Strohhalm trinken?

Ich habe Ihren Kaffee auf das Tablett gestellt.

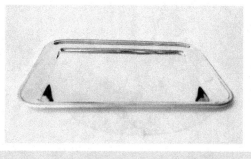

das Tablett, -s

Der Teller steht auf der rutschfesten Unterlage.

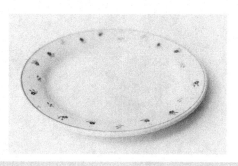

der Teller, -

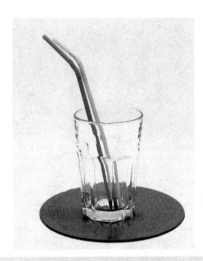

Das leere Trink-glas habe ich schon in den Geschirrspüler eingeräumt.

das Trinkglas, -gläser
das Glas, Gläser

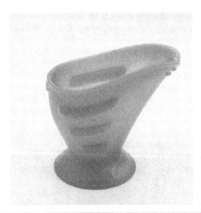

Kann ich Ihnen die Trinkhilfe bringen?

die Trinkhilfe, -n
der Camo Cup, -s

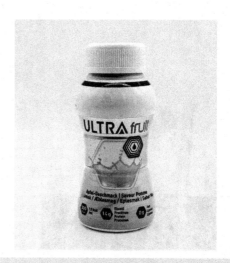

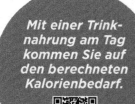

Mit einer Trink-
nahrung am Tag
kommen Sie auf
den berechneten
Kalorienbedarf.

die Trinknahrung, -en

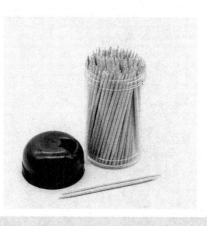

Brauchen Sie
einen Zahnstocher?

der Zahnstocher, -

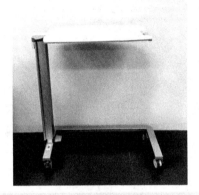

der Beistelltisch, -e
das Nachtkasterl, -

Die Rufglocke liegt auf dem Tisch.

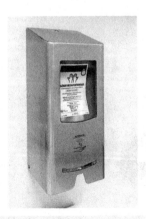

der Desinfektionsmittelspender, -

Bitte verwenden Sie den Desinfektionsmittel-spender.

© Österreichischer Integrationsfonds 2023
Österreichischer Integrationsfonds (Hrsg.), *Deutsch für Pflege und Betreuung*, https://doi.org/10.1007/978-3-662-67820-6_5

*Haben Sie
Ihre e-card dabei?*

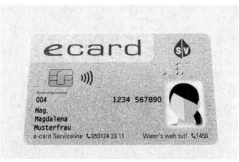

die e-card, -s

*Ich hänge noch
die Infusion an.*

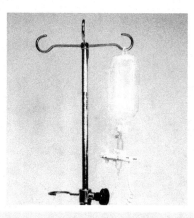

die Infusion, -en

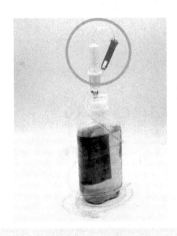

Das Infusionsbesteck liegt im Kasten links.

das Infusionsbesteck, -e

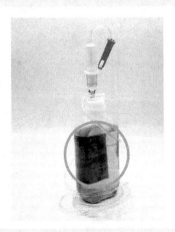

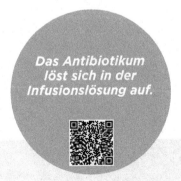

Das Antibiotikum löst sich in der Infusionslösung auf.

die Infusionslösung, -en

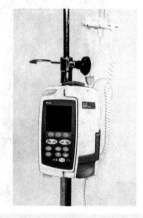

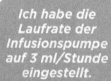

Ich habe die Laufrate der Infusionspumpe auf 3 ml/Stunde eingestellt.

die Infusionspumpe, -n
der Infusomat, -en

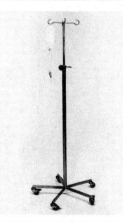

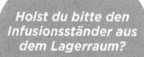

Holst du bitte den Infusionsständer aus dem Lagerraum?

der Infusionsständer, -

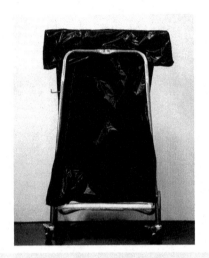

Bitte wirf die verwendeten Materialien gleich in den Müllabwurf.

der Müllabwurf, -abwürfe
der Mistkübel, -

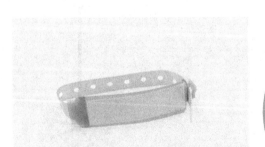

Um Sie jederzeit identifizieren zu können, lege ich Ihnen ein Patientenarmband am Handgelenk an.

das Patientenarmband, -bänder

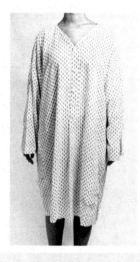

Ihr Vater möchte das geschlossene Patientenhemd nicht anziehen. Könnten Sie bitte Ihrem Vater Kleidung ins Krankenhaus bringen?

das geschlossene Patientenhemd, -en

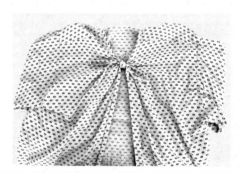

Für diese Untersuchung wäre es am besten, wenn Sie ein offenes Patientenhemd tragen würden.

das offene Patientenhemd, -en

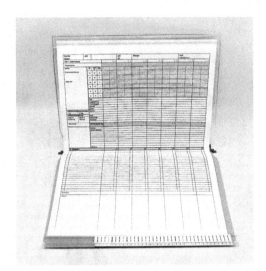

Bitte trag' den Blut-druckwert in der Patientenkurve ein.

die Patientenkurve, -n
die Kurve, -n

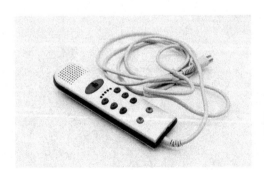

Falls Sie etwas brauchen, drücken Sie bitte auf den roten Knopf auf der Patientenrufglocke.

die Patientenrufglocke, -n
die Glocke, -n

> *Spritzenpumpen werden sehr häufig auf Intensivstationen verwendet.*

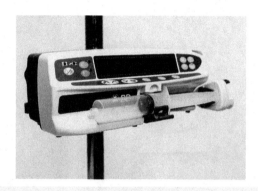

die Spritzenpumpe, -n
der Perfusor, -en

> *Der Spritzenwagen muss noch aufgerüstet werden.*

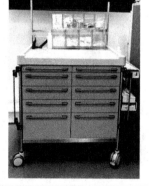

der Spritzenwagen, -

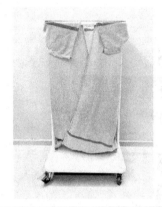

Nach der Morgenrunde muss der Wäschesack gewechselt werden.

der Wäscheabwurf, -abwürfe
auch: der Wäschesack, -säcke

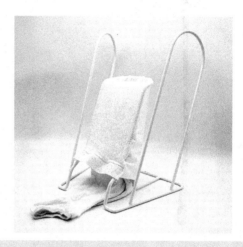

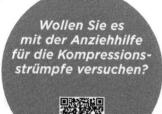

Wollen Sie es mit der Anziehhilfe für die Kompressionsstrümpfe versuchen?

die Anziehhilfe, -n für Kompressionsstrümpfe

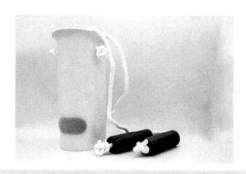

Die Anziehhilfe für Socken liegt im Schrank.

die Anziehhilfe, -n für Socken

© Österreichischer Integrationsfonds 2023
Österreichischer Integrationsfonds (Hrsg.), *Deutsch für Pflege und Betreuung*, https://doi.org/10.1007/978-3-662-67820-6_6

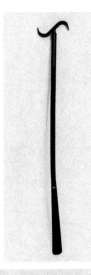

Soll ich Ihnen den Anziehstab geben?

der Anziehstab, -stäbe

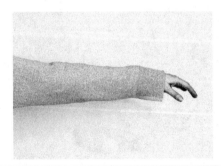

Soll ich Ihnen die Ärmel hochkrempeln?

der Ärmel, -

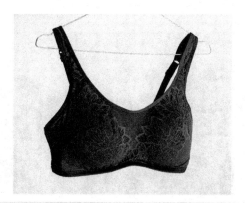

Soll ich Ihnen den BH zumachen?

der BH, -s,
auch: der Büstenhalter, -

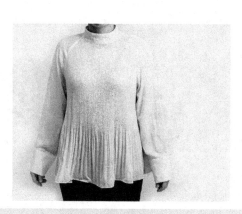

Möchten Sie die rote oder die blaue Bluse anziehen?

die Bluse, -n

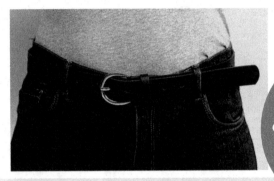

Die Hose ist Ihnen zu groß. Möchten Sie einen Gürtel nehmen, damit sie nicht rutscht?

der Gürtel, -

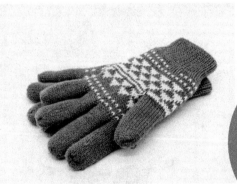

Es ist kalt draußen. Möchten Sie Handschuhe anziehen?

der Handschuh, -e

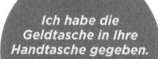

Ich habe die Geldtasche in Ihre Handtasche gegeben.

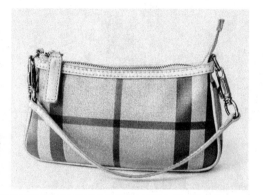

die Handtasche, -n

Bitte besorgen Sie rutschfeste Hausschuhe für Ihren Vater.

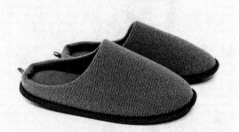

der Hausschuh, -e

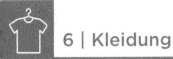

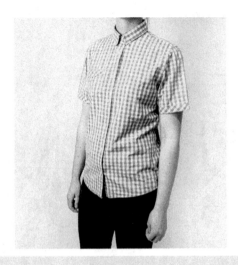

das Hemd, -en

Möchten Sie das Hemd von gestern noch einmal anziehen?

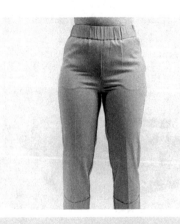

die Hose, -n mit Gummibund

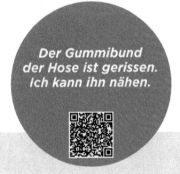

Der Gummibund der Hose ist gerissen. Ich kann ihn nähen.

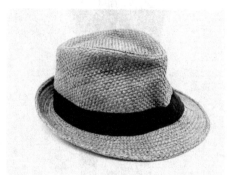

Heute scheint die Sonne. Möchten Sie den Hut aufsetzen, wenn wir rausgehen?

der Hut, Hüte

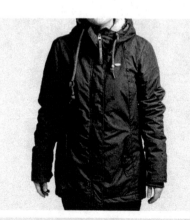

Möchten Sie für den Spaziergang die warme Jacke anziehen?

die Jacke, -n

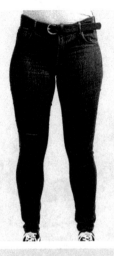

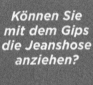

Können Sie mit dem Gips die Jeanshose anziehen?

die Jeanshose, -n

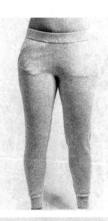

Ich habe Ihnen die Jogginghose auf die Kommode gelegt.

die Jogginghose, -n

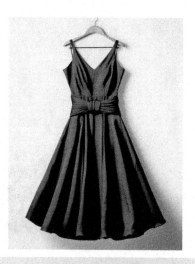

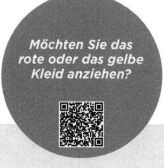

Möchten Sie das rote oder das gelbe Kleid anziehen?

das Kleid, -er

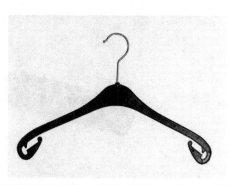

Die rote Bluse hängt auf dem Kleiderbügel.

der Kleiderbügel, -

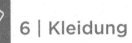

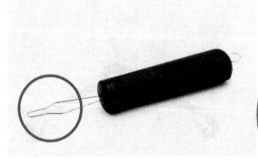

Schaffen Sie es, den Knopf selbst zuzumachen?

der Knopf, Knöpfe

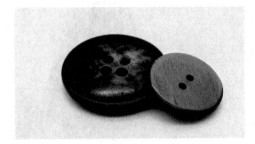

Die Knopfhilfe liegt auf dem Bett.

die Knopfhilfe, -n

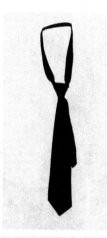

Ich kann leider keine Krawatte binden.

die Krawatte, -n

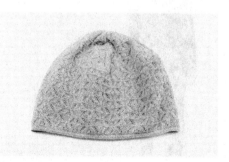

Möchten Sie die Mütze aufsetzen?

die Mütze, -n
die Haube, -n

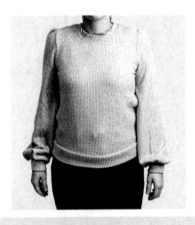

der Pullover, -

Möchten Sie den dünnen oder den dicken Pullover anziehen?

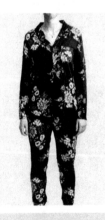

der Pyjama, -s

Es ist schon spät. Möchten Sie den Pyjama anziehen?

*Die Reißver-
schlusshilfe liegt
auf dem Sessel neben
dem Bett.*

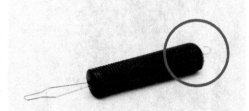

die Reißverschlusshilfe, -n

*Der Rock ist
zerrissen. Ich werde
ihn später nähen.*

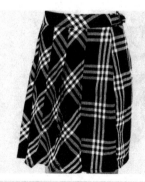

der Rock, Röcke

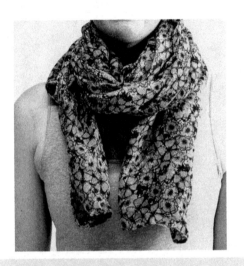

der Schal, -s

Soll ich Ihnen den Schal binden?

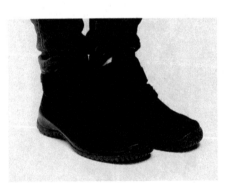

der Schuh, -e

Ihre Schuhe sind schmutzig. Wir sollten sie putzen.

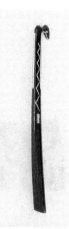

Der Schuhlöffel hängt an der Garderobe.

der Schuhlöffel, -

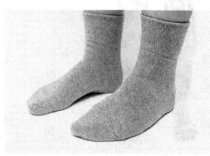

Die Socken sind gerade in der Waschmaschine.

die Socke, -n

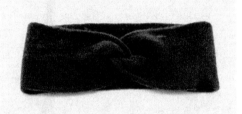

Möchten Sie die Haube oder das Stirnband aufsetzen?

das Stirnband, -bänder

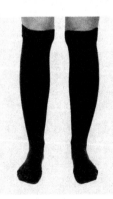

Der Strumpf ist an der Ferse zerrissen.

der Strumpf, Strümpfe

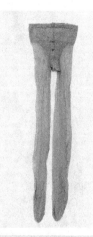

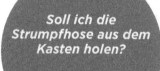

> *Soll ich die Strumpfhose aus dem Kasten holen?*

die Strumpfhose, -n

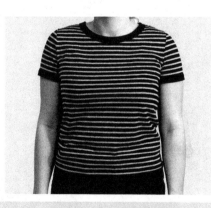

> *Möchten Sie das grüne oder das schwarze T-Shirt anziehen?*

das T-Shirt, -s

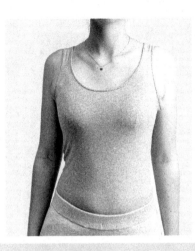

das Unterhemd, -en

Haben Sie das Unterhemd irgendwo gesehen?

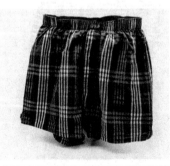

die Unterhose, -n

Die frischen Unterhosen liegen in der Lade.

Soll ich die Badewanne einlassen?

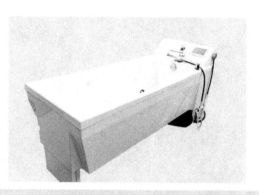

die Badewanne, -n

Soll ich Ihre Haare bürsten?

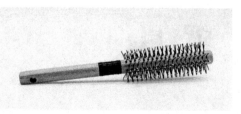

die Bürste, -n

© Österreichischer Integrationsfonds 2023
Österreichischer Integrationsfonds (Hrsg.), *Deutsch für Pflege und Betreuung*, https://doi.org/10.1007/978-3-662-67820-6_7

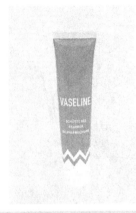

die (Pflege-)Creme, -n

Eine Creme sollte man immer dünn auftragen.

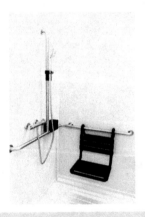

die Dusche, -n

Die Körperpflege machen wir heute in der Dusche.

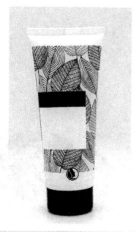

Haben Sie Ihr
eigenes Duschgel
mitgebracht?

das Duschgel, -s

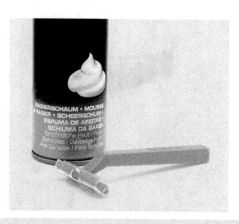

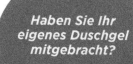

Möchten Sie den
elektrischen
Rasierer oder
den Einwegrasierer?

der Einwegrasierer, -

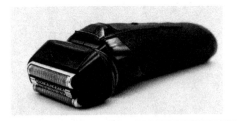

Möchten Sie den elektrischen Rasierer benutzen oder sich nass rasieren?

der elektrische Rasierer, -

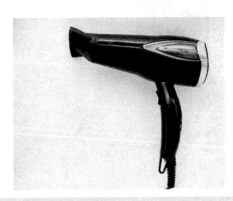

Soll ich Ihre Haare föhnen?

der Föhn, -s

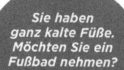

Sie haben ganz kalte Füße. Möchten Sie ein Fußbad nehmen?

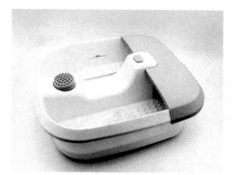

das Fußbad, -bäder

Soll ich Ihnen die Haare mit einem Haarband aus dem Gesicht geben?

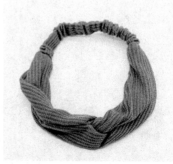

das Haarband, -bänder

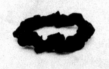

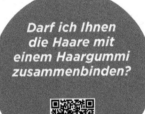
Darf ich Ihnen die Haare mit einem Haargummi zusammenbinden?

der Haargummi, -s

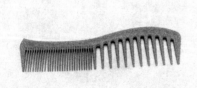

Soll ich Ihnen die Haare kämmen?

der Haarkamm, -kämme
der Kamm, Kämme

Möchten Sie heute eine Haarklammer verwenden?

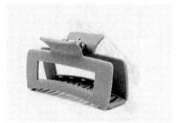

die Haarklammer, -n

Das Haarshampoo Ihrer Mutter ist leer. Könnten Sie bitte ein neues kaufen?

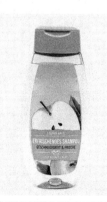

das Haarshampoo, -s

das Haarspangerl, -

Ich kann die Stirnfransen mit einem Haarspangerl aus dem Gesicht geben.

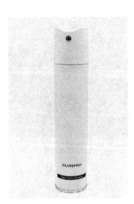

der Haarspray, -s

Möchten Sie heute Haarspray benutzen?

Können Sie bitte Ihrem Vater eine neue Haftcreme mitbringen?

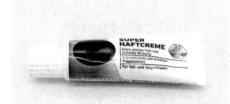

die Haftcreme, -n

Ich habe Ihnen ein Handtuch an den Badewannenrand gelegt.

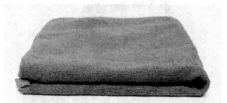

das Handtuch, -tücher

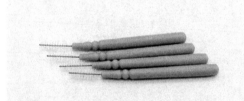

Verwenden Sie regelmäßig Interdentalbürsten?

die Interdentalbürste, -n

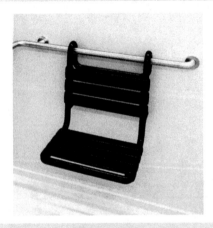

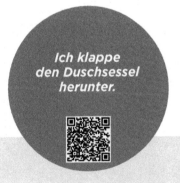

Ich klappe den Duschsessel herunter.

der klappbare Duschsessel, -

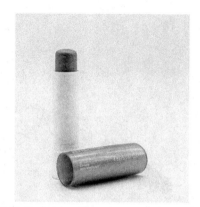

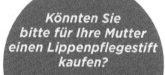

Könnten Sie bitte für Ihre Mutter einen Lippenpflegestift kaufen?

der Lippenpflegestift, -e

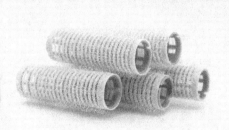

Ich kann Ihnen die Haare gerne mit den Lockenwicklern eindrehen.

der Lockenwickler, -

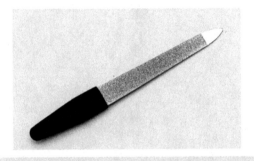

die Nagelfeile, -n

Die Nagelfeile liegt am Waschbeckenrand.

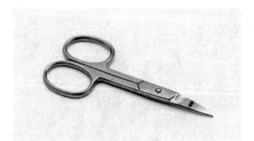

die Nagelschere, -n

Möchten Sie Ihre Fingernägel mit der Nagelschere selbst schneiden?

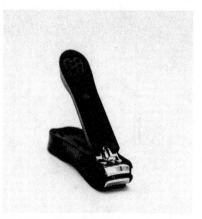

Die Zehennägel kann ich Ihnen mit dem Nagelzwicker kürzen.

der Nagelzwicker, -

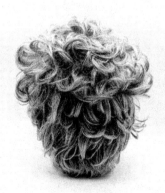

Wenn Sie sich mit der Glatze nicht wohlfühlen, können Sie eine Perücke tragen.

die Perücke, -n

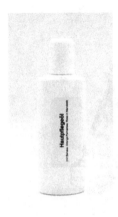

> *Ihre Haut ist sehr trocken. Darf ich etwas Pflegeöl verwenden?*

das Pflegeöl, -e

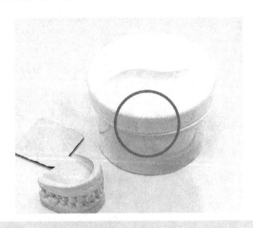

> *Die Zahnprothese lege ich über Nacht in den Prothesenbecher.*

der Prothesenbecher, -

> Sie sollten sich eine neue Prothesenbürste kaufen.

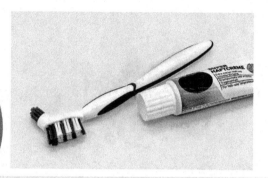

die Prothesenbürste, -n

> Der Rasierschaum ist bald aus. Wir sollten bald einen neuen besorgen.

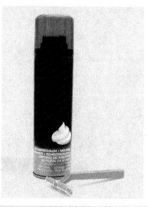

der Rasierschaum, -schäume

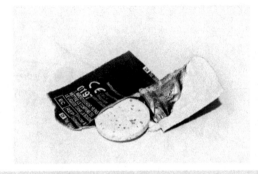

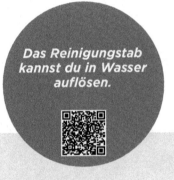

Das Reinigungstab kannst du in Wasser auflösen.

das Reinigungstab, -s

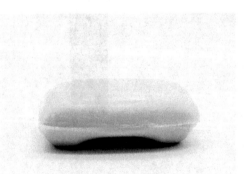

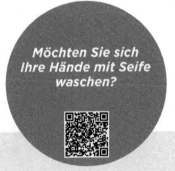

Möchten Sie sich Ihre Hände mit Seife waschen?

die Seife, -n

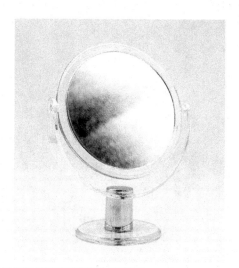

Soll ich Ihnen den Spiegel halten, damit Sie sich besser sehen können?

der Spiegel, -

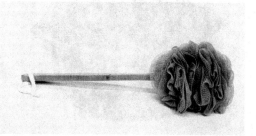

Mit der Wasch-hilfe können Sie sich den Rücken besser waschen.

die Waschhilfe, -n

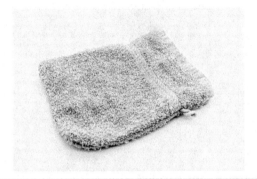

der Waschlappen, -

Soll ich Ihnen einen neuen Waschlappen bringen?

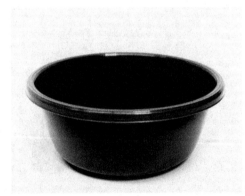

die Waschschüssel, -n

Könntest du bitte die Wasch- schüssel aus der Spüle holen?

Die Wattestäbchen sind im linken Kasten.

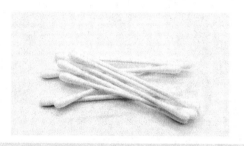

das Wattestäbchen, -

Können Sie die Zahnbürste selbst halten oder soll ich Ihnen beim Zähneputzen helfen?

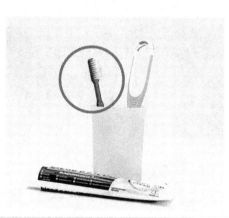

die Zahnbürste, -n

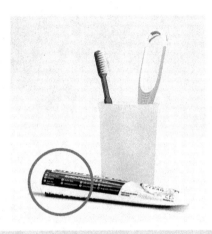

Ich gebe die Zahnpasta auf die Zahnbürste.

die Zahnpasta, -pasten

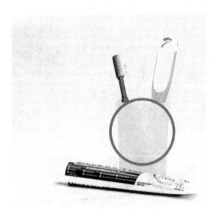

Soll ich Ihnen etwas Wasser in den Zahnputzbecher einfüllen?

der Zahnputzbecher, -

Verwenden Sie Zahnseide?

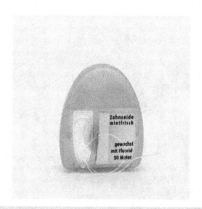

die Zahnseide, -n

Benutzen Sie regelmäßig einen Zungenreiniger?

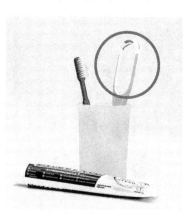

der Zungenreiniger, -

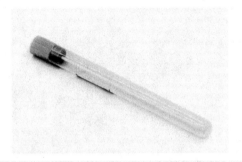

der Abstrich, -e

Ich mache jetzt bei Ihnen einen Abstrich.

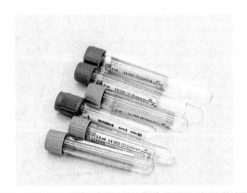

das Blutentnahmeröhrchen, -
die Vacuette, -n

Das Blutentnah-meröhrchen sollte schnell ins Labor gebracht werden.

© Österreichischer Integrationsfonds 2023
Österreichischer Integrationsfonds (Hrsg.), *Deutsch für Pflege und Betreuung*, https://doi.org/10.1007/978-3-662-67820-6_8

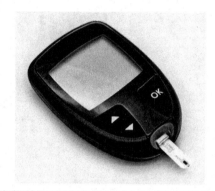

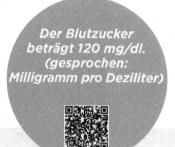

Der Blutzucker beträgt 120 mg/dl. (gesprochen: Milligramm pro Deziliter)

das Blutzuckermessgerät, -e

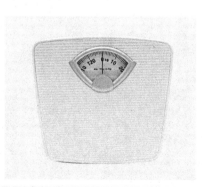

Das Gewicht beträgt 75 Kilogramm.

die Bodenwaage, -n
die Waage, -n, die Personenwaage, -n

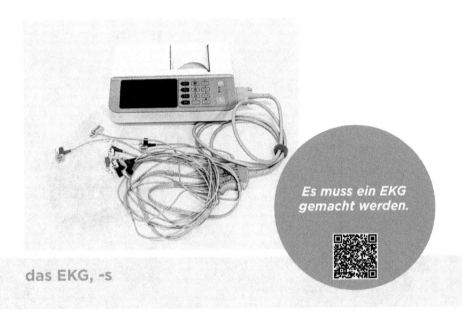

Es muss ein EKG gemacht werden.

das EKG, -s

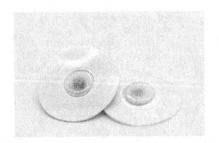

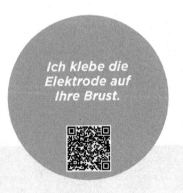

Ich klebe die Elektrode auf Ihre Brust.

die Elektrode, -n

Ich möchte Ihre Temperatur messen.

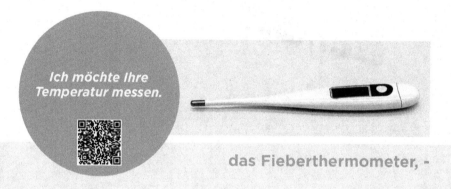

das Fieberthermometer, -

Bitte bring das Harnröhrchen ins Labor.

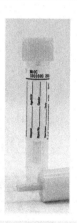

das Harnröhrchen, -

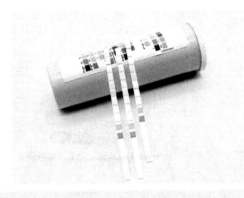

der Harnstreifentest, -s

Ich werte den Harnstreifentest aus.

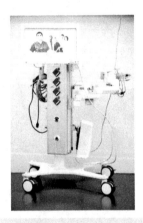

der Monitor, -e

Der Monitor gibt Alarm. Die Sauerstoffsättigung ist zu niedrig.

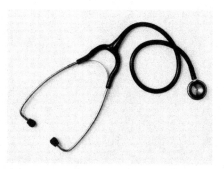

Das Pulsoximeter zeigt einen Puls von 80 Schlägen und eine Sauerstoffsättigung von 98 %.

das Pulsoximeter, -

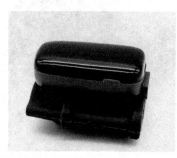

Der Arzt hört die Lunge mit dem Stethoskop ab.

das Stethoskop, -e

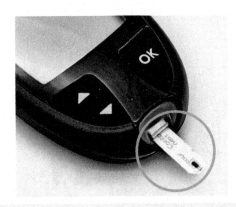

Den Bluttropfen müssen Sie ganz vorsichtig auf den Teststreifen geben, bis das Gerät piepst.

der Teststreifen, -

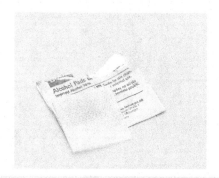

Mit dem alkoholi-
schen Tupfer reinige
ich Ihre Haut, bevor
ich den Blutzucker
messe.

der alkoholische Tupfer, -

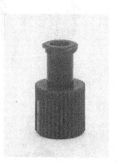

Wenn du die
Infusion abhängst,
nimm dir ein
Rotkäppchen mit!

der Combi-Stopper, -
auch: das Rotkäppchen, -

© Österreichischer Integrationsfonds 2023
Österreichischer Integrationsfonds (Hrsg.), *Deutsch
für Pflege und Betreuung*, https://doi.org/10.1007/978-3-662-67820-6_9

Trinken Sie bitte einen Schluck Wasser aus diesem Einmalbecher.

der Einmalbecher, -

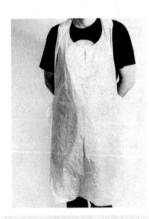

Das Tragen der Einmalschürze ist hygienische Vorschrift.

die Einmalschürze, -n

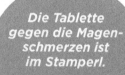

Die Tablette gegen die Magenschmerzen ist im Stamperl.

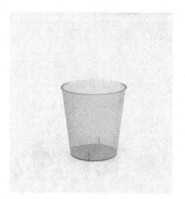

der Einwegmedizinbecher, -
auch: das Stamperl, -

Das sind die Einwegmundtupfer für die Mundpflege.

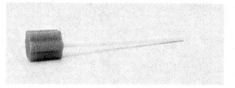

der Einwegmundtupfer, -

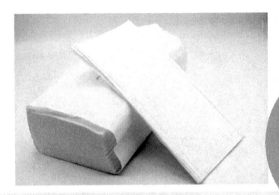

Kannst du bitte die Flasche mit dem Einwegtuch abtrocknen?

das Einwegtuch, -tücher
das Papiertuch, -tücher

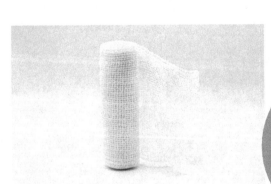

Ich befestige den Tupfer mit einer elastischen Mullbinde.

die elastische Mullbinde, -n

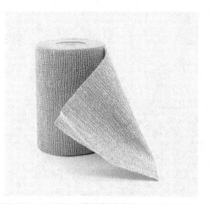

Der Tupfer wird mit einer Fixierbinde mit Hafteffekt am Arm fixiert.

die Fixierbinde, -n mit Hafteffekt
das Peha-Haft, -e

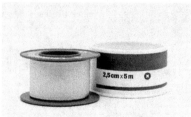

Ich befestige die Bandage mit einem Fixierpflaster. Dann verrutscht sie nicht.

das Fixierpflaster, -
das Leukoplast, -e

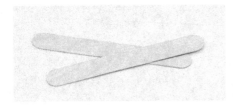

Bitte entnimm die Salbe nicht mit deinen Fingern, sondern mit einem Holzspatel.

der Holzspatel, -

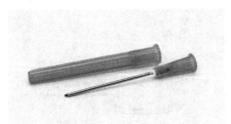

Es ist wichtig, die Kanüle im Nadelstichbehälter zu entsorgen.

die Kanüle, -n
auch: die Nadel, -n

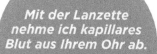

Mit der Lanzette nehme ich kapillares Blut aus Ihrem Ohr ab.

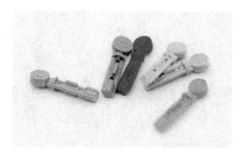

die Lanzette, -n

Die Tabletten sollen einzeln im Mörser zerkleinert werden.

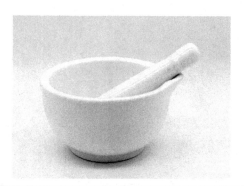

der Mörser, -

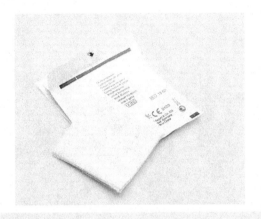

Mit der Mullkompresse desinfiziere ich die Haut.

die Mullkompresse, -n
die Kompresse, -n

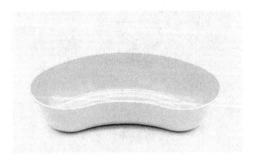

Kannst du Herrn Mayer bitte eine Nierentasse bringen?

die Nierentasse, -n

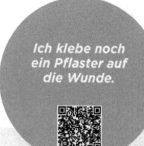

Ich klebe noch ein Pflaster auf die Wunde.

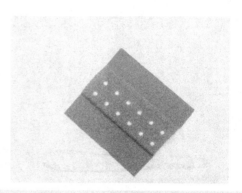

das braune Pflaster, -

Ich gebe ein Pflaster auf die Abschürfung.

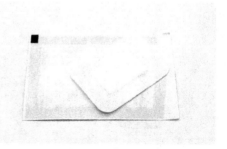

das weiße Pflaster, -

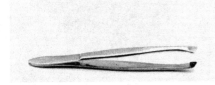

*Wenn Sie möch-
ten, kann ich Ihre
Augenbrauen mit der
Pinzette zupfen.*

die Pinzette, -n

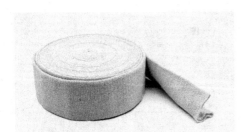

*Der Schlauch-
verband unter dem
Kompressionsverband
schützt die Haut.*

der Schlauchverband, -verbände

Ich ziehe die Spritze auf und lege sie auf das Tablett.

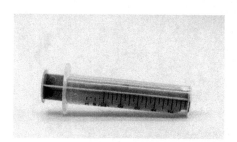

die Spritze, -n

Durch den festgezogenen Stauschlauch werden die Gefäße temporär größer.

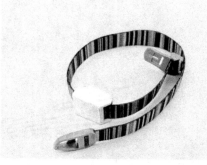

der Stauschlauch, -schläuche

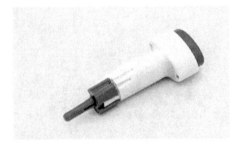

Hast du auf die richtige Einstichtiefe bei der Stechhilfe geachtet?

die Stechhilfe, -n

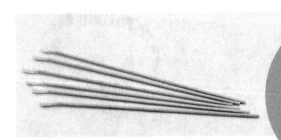

Den Wundrand tupfe ich nur vorsichtig mit einem Stieltupfer ab.

der Stieltupfer, -

Manche Tabletten werden mit dem Tablettenteiler geviertelt oder halbiert.

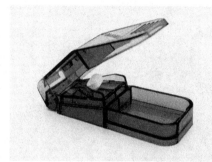

der Tablettenteiler, -

Für Kurzinfusionen können wir Venenpunktionskanülen verwenden.

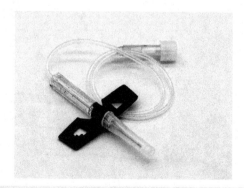

die Venenpunktionskanüle, -n
der Butterfly, -s, die Flügelkanüle, -n

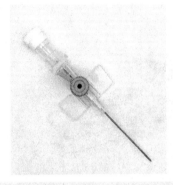

Die Pflegerin wird Ihnen einen Venflon legen.

der Venflon, -s
auch: die Venenverweilkanüle, -n

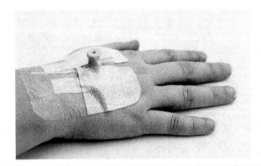

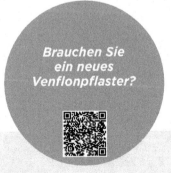

Brauchen Sie ein neues Venflonpflaster?

das Venflonpflaster, -

Kannst du mir bitte die Verbandsschere geben?

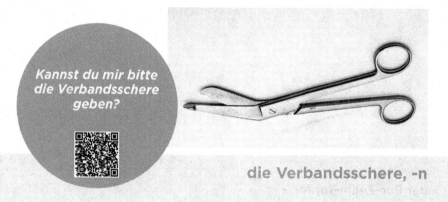

die Verbandsschere, -n

Bitte leg etwas Zellstoff in die Nierentasse.

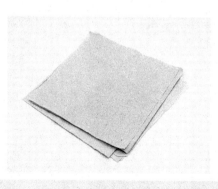

der Zellstoff, -e

Das restliche Blut tupft man mit dem Zelltupfer ab.

der Zellstofftupfer, -
der Pur-Zellin-Tupfer, -

Ich wickle jetzt die Bandage um den rechten Unterschenkel.

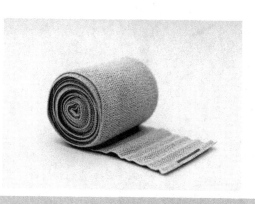

die Bandage, -n

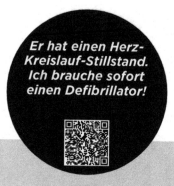

Er hat einen Herz-Kreislauf-Stillstand. Ich brauche sofort einen Defibrillator!

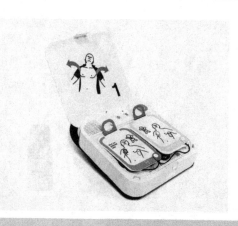

der Defibrillator, -en
der Defi, -s, der AED, -s

© Österreichischer Integrationsfonds 2023
Österreichischer Integrationsfonds (Hrsg.), *Deutsch
für Pflege und Betreuung*, https://doi.org/10.1007/978-3-662-67820-6_10

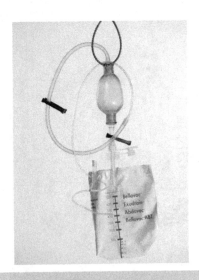

Ich möchte
Ihre Drainage
entleeren.

die Drainage, -n
die Drain, -s

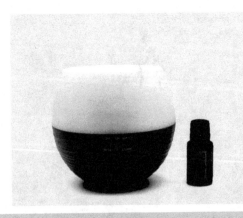

Möchten Sie heute
Abend Lavendelöl für
die Dufttherapie?

die Dufttherapie, -n

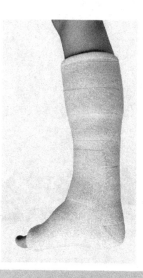

Ihr Bein ist gebrochen. Sie brauchen einen Gips.

der Gips, -e

Ich ziehe Ihnen die Kompressionsstrümpfe an.

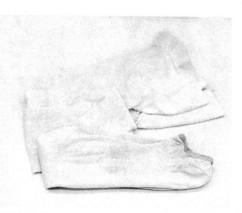

der medizinische Thromboseprophylaxestrumpf, -strümpfe
auch: der Kompressionsstrumpf, -strümpfe

113

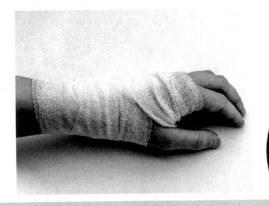

Der Verband sollte jeden zweiten Tag gewechselt werden.

der Verband, Verbände

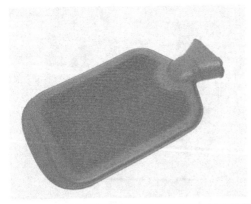

Bitte melden Sie sich, wenn Ihnen die Wärmeflasche zu kalt wird.

die Wärmeflasche, -n

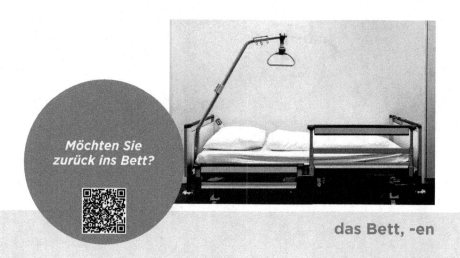

Möchten Sie zurück ins Bett?

das Bett, -en

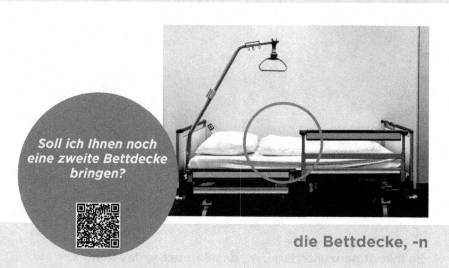

Soll ich Ihnen noch eine zweite Bettdecke bringen?

die Bettdecke, -n

© Österreichischer Integrationsfonds 2023
Österreichischer Integrationsfonds (Hrsg.), *Deutsch für Pflege und Betreuung*, https://doi.org/10.1007/978-3-662-67820-6_11

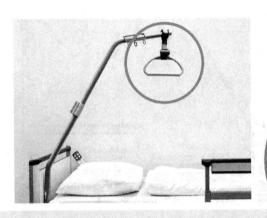

Halten Sie sich bitte am Betttrapez fest.

das Betttrapez, -e

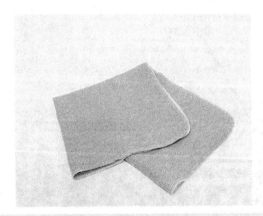

Ich habe die Bett-unterlage schon gewechselt.

die Bettunterlage, -n
die Inkontinenzunterlage, -n, das Safetex, -, das Rentex, -

Können Sie mir bitte helfen, das Leintuch zu wechseln?

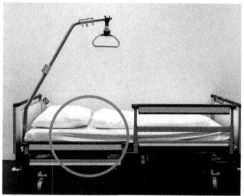

das Leintuch, -tücher

Möchten Sie noch einen Polster?

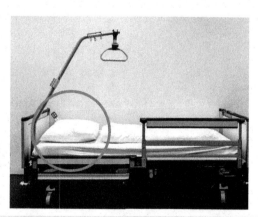

der Polster, -

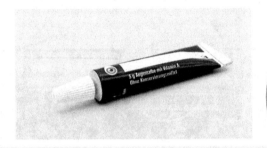

die Augensalbe, -n

Man trägt die Augensalbe unter das Lid auf.

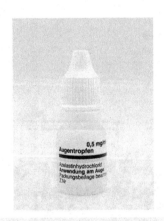

die Augentropfen Pl.

Die Augentropfen müssen Sie immer am Abend nehmen.

Österreichischer Integrationsfonds (Hrsg.), *Deutsch
für Pflege und Betreuung*, https://doi.org/10.1007/978-3-662-67820-6_12

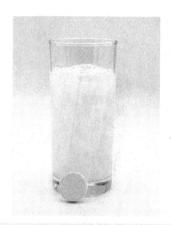

Sie sollten die Brausetablette in Wasser auflösen.

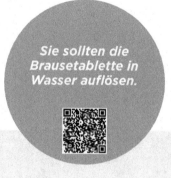

die Brausetablette, -n

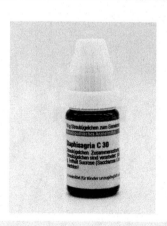

Die Homöopathin hat Ihnen 2 Globuli verschrieben.

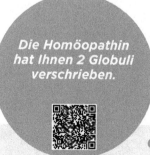

die homöopathischen Globuli Pl.

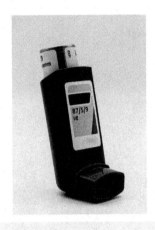

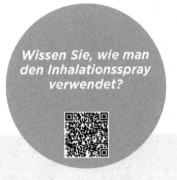

Wissen Sie, wie man den Inhalationsspray verwendet?

der Inhalationsspray, -s

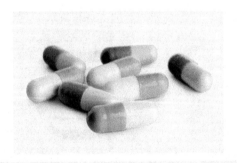

Die Kapsel darf vor der Einnahme nicht geöffnet werden!

die Kapsel, -n

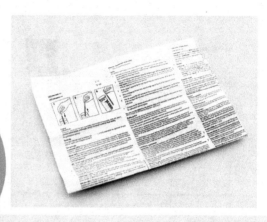

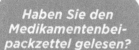

Haben Sie den Medikamentenbeipackzettel gelesen?

der Medikamentenbeipackzettel, -
der Beipackzettel, -

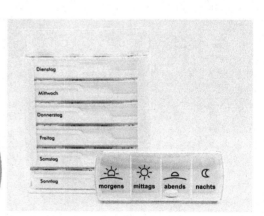

Ich werde jetzt noch die Medikamentendispenser austeilen.

der Medikamentendispenser, -
der Dispenser, -

121

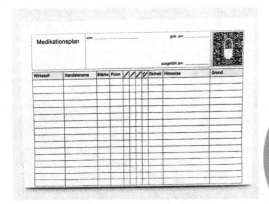

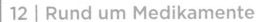

Hast du den Medikamentenplan geprüft?

der Medikamentenplan, -pläne

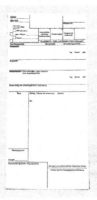

Die Ärztin stellt ein Medikamentenrezept aus.

das Medikamentenrezept, -e
das Rezept, -e

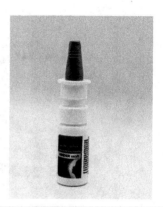

Wissen Sie, wie Sie den Nasenspray verwenden müssen?

der Nasenspray, -s

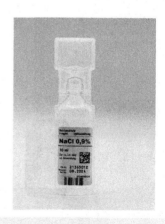

Das Medikament wird in Natriumchloridlösung aufgelöst.

die Natriumchloridlösung, -en

das NaCl, die physiologische Kochsalzlösung, -en

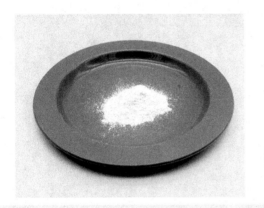

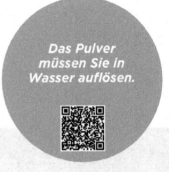

Das Pulver müssen Sie in Wasser auflösen.

das Pulver, -

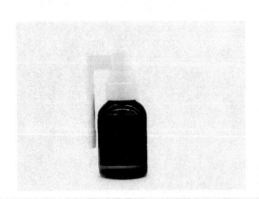

Den Rachenspray sollten Sie einmal am Morgen tief in den Hals sprühen.

der Rachenspray, -s

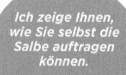

Ich zeige Ihnen, wie Sie selbst die Salbe auftragen können.

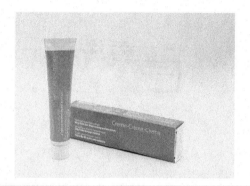

die Salbe, -n

Die Tabletten müssen noch eingeschachtelt werden.

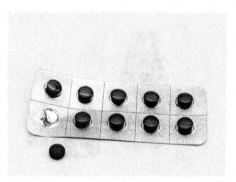

die Tablette, -n

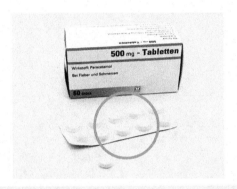

Die leeren Tablettenblister dürfen nicht zurück in die Packung gelegt werden. Entsorge sie bitte gleich.

der Tablettenblister, -

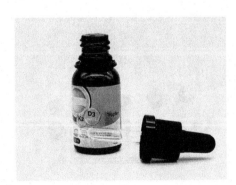

Können Sie die Tinktur selbst auftragen?

die Tinktur, -en

Sie sollten täglich 5 Tropfen am Morgen nehmen.

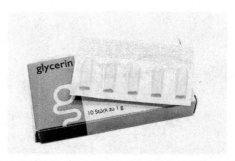

der Tropfen, -

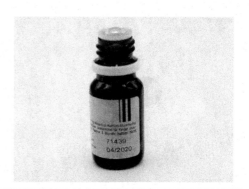

Ich werde jetzt das Zäpfchen einführen, das könnte etwas unangenehm sein.

das Zäpfchen, -

127

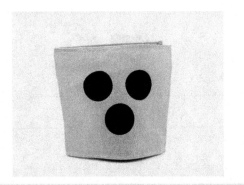

> *Möchten Sie das Blindenarmband am rechten oder linken Oberarm tragen?*

das Blindenarmband, -bänder

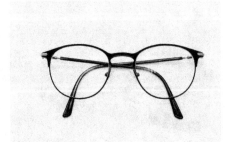

> *Ihre Brillengläser sind schmutzig. Ich mache sie kurz sauber.*

die Brille, -n

© Österreichischer Integrationsfonds 2023
Österreichischer Integrationsfonds (Hrsg.), *Deutsch
für Pflege und Betreuung*, https://doi.org/10.1007/978-3-662-67820-6_13

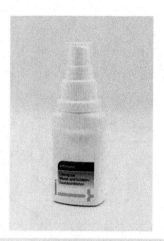

Ich trage jetzt den
Desinfektionsspray
auf die Haut auf.

der Desinfektionsspray, -s

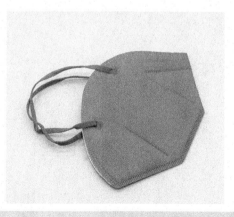

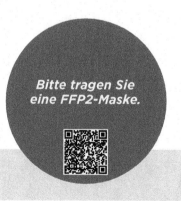

Bitte tragen Sie
eine FFP2-Maske.

die FFP2-Maske, -n

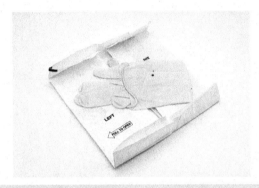

Wegen des Hygienestandards müssen wir sterile Handschuhe tragen.

der sterile Handschuh, -e

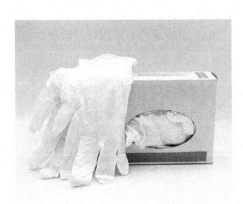

Für diese Tätigkeit brauchen wir nur unsterile Handschuhe.

der unsterile Handschuh, -e

Darf ich Ihnen das Hörgerät einsetzen?

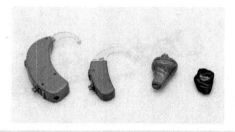

das Hörgerät, -e

Verhüten Sie mit Kondom?

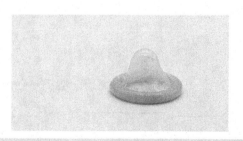

das Kondom, -e

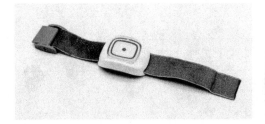

Die Rufhilfe ist zu jeder Tages- und Nachtzeit besetzt.

die Rufhilfe, -n

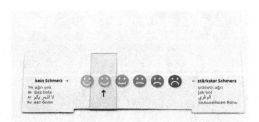

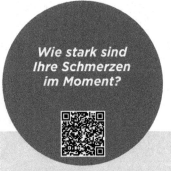

Wie stark sind Ihre Schmerzen im Moment?

die Schmerzskala, -skalen

Ich finde die Schutzbrille nicht.

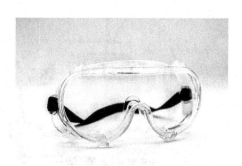

die Schutzbrille, -n

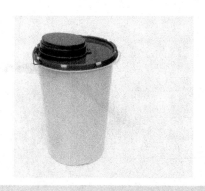

Die verwendeten Nadeln werden in der stichfesten Abwurfbox entsorgt.

die stichfeste Abwurfbox, -en
der Nadelstichbehälter, -

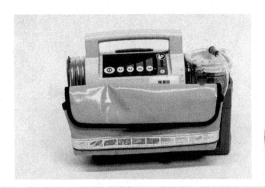

Wir brauchen das Absauggerät auf Zimmer 134!

das Absauggerät, -e
der Sauger, -

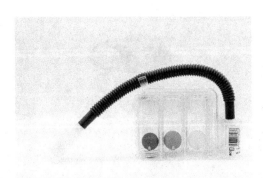

Sie sollten schon vor der Operation mit dem Atemtrainingsgerät üben.

das Atemtrainingsgerät, -e
auch: der Triflo, -s

© Österreichischer Integrationsfonds 2023
Österreichischer Integrationsfonds (Hrsg.), *Deutsch für Pflege und Betreuung*, https://doi.org/10.1007/978-3-662-67820-6_14

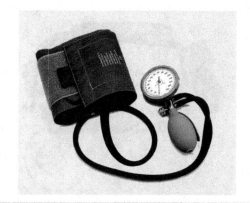

Ich lege die Blutdruckmanschette am Oberarm an.

die Blutdruckmanschette, -n

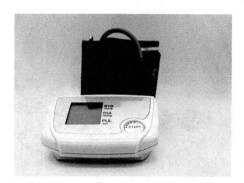

Der Blutdruck beträgt 120 zu 80 mm Hg. (gesprochen: Millimeter Ha Ge)

das Blutdruckmessgerät, -e
der Blutdruckapparat, -e

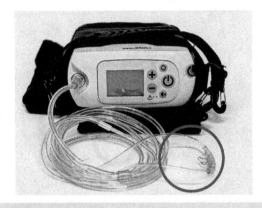

die Sauerstoffbrille, -n

Die Ansatzstücke der Sauerstoffbrille sollten in die Nasenlöcher zeigen.

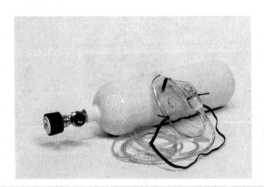

die Sauerstoffflasche, -n

Die Sauerstoff- flasche muss in zwei Stunden gewechselt werden.

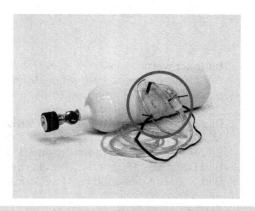

Bitte tragen Sie die Sauerstoffmaske über Mund und Nase.

die Sauerstoffmaske, -n

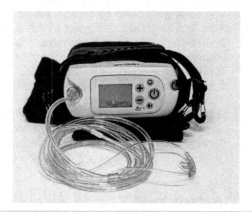

Das tragbare Sauerstoffgerät können Sie überallhin mitnehmen.

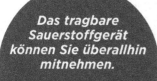

das tragbare Sauerstoffgerät, -e

Bild- und Audioverzeichnis

Bildnachweis
Der Österreichische Integrationsfonds (ÖIF) ist Rechteinhaber für
die Nutzung der Bilder und Icons.

Bild Kleid: designed by Veniamin Kraskov, generated with AI via
Stock.adobe.com
Bild Stethoskop: designed by amedeoemaja via Stock.adobe.com
Bild Beingips: designed by bahadirbermekphoto via Stock.adobe.com
Bild Kapseln: designed by New Africa via stock.adobe.com

Icons
Icon toilet: designed by Creaticca Creative Agency via freepik
Icon künstler: designed by freepik via flaticon.com
Icon marathon: designed by Good Ware via freepik
Icon diät: designed by freepik via flaticon.com
Icon krankenhaus: designed by freepik via flaticon.com
Icon t-shirt: designed by iconixar via flaticon.com
Icon shampoo: designed by photo3ideo_studio via flaticon.com
Icon herzschlag: designed by SBTS2018 via flaticon.com
Icon verband: designed by max.icons via flaticon.com
Icon solidarity: designed by surang via freepik
Icon clock: designed by freepik via flaticon.com
Icon medikamente: designed by kosonicon via flaticon.com
Icon walking stick: designed by freepik via flaticon.com
Icon heart: designed by itim2101 via freepik

Audionachweis
Der Österreichische Integrationsfonds (ÖIF) ist Rechteinhaber für
die Nutzung der Audios.

Online-Kurs
Deutsch lernen für die Pflege

Der Online-Kurs „Deutsch lernen für die Pflege"
ist für alle geeignet, die in der Pflege und Personen-
betreuung arbeiten oder daran interessiert sind.
Das kostenlose Angebot besteht aus Live-Online-
Kursen mit erfahrenen Trainerinnen und Trainern,
Video-Tutorials, Lese- und Hörtexten und mehr als
1.000 Übungen.

über 1.000
Übungen

über 40 Videos
und Audios

Live-Kurse

geprüfte
Qualität

Teilnahme-
bestätigungen

sprachportal.at/
pflege

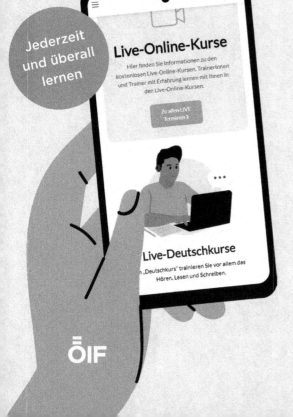

Jederzeit
und überall
lernen

Live-Online-Kurse

Hier finden Sie Informationen zu den
kostenlosen Live-Online-Kursen. Trainerinnen
und Trainer mit Erfahrung lernen mit Ihnen in
den Live-Online-Kursen.

Zu allen LIVE
Terminen >

Live-Deutschkurse

„Deutschkurs" trainieren Sie vor allem das
Hören, Lesen und Schreiben.

ÖIF

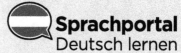

Sprachportal
Deutsch lernen

Printed in the United States
by Baker & Taylor Publisher Services